Bernd Hoffmann

Umfrage zur Kundenzufriedenheit

in einer Physiotherapiepraxis

GRIN Verlag

Bibliografische Information der Deutschen Nationalbibliothek:

Die Deutsche Bibliothek verzeichnet diese Publikation in der Deutschen National-
bibliografie; detaillierte bibliografische Daten sind im Internet über http://dnb.d-
nb.de/ abrufbar.

Impressum:

Copyright © 2014 GRIN Verlag GmbH
Druck und Bindung: Books on Demand GmbH, Norderstedt Germany
ISBN: 978-3-656-65849-8

Dieses Buch bei GRIN:

http://www.grin.com/de/e-book/273877/umfrage-zur-kundenzufriedenheit

<u>**1. Einleitung**</u>

<u>**Implementierung eines Beschwerdemanagements in einer Physiotherapiepraxis**</u>

Gerade im Gesundheitswesen sind Beschwerden an der Tagesordnung. Hier fallen diese Beschwerden häufig sehr emotional aus. Darum ist es besonders wichtig auf die tagtäglichen Beschwerden vorbereitet zu sein. Ein gutes Beschwerdemanagement nimmt den Kunden in seinem Ärger ernst und sucht schnellstmöglich nach einer angemessenen Lösung. Dieser Tatsache muss sich ein Patient jederzeit sicher sein.

Das Beschwerdemanagement umfasst die Planung, Durchführung und Kontrolle aller Maßnahmen, die ein Unternehmen im Zusammenhang mit Kundenbeschwerden ergreift. Unter einer Beschwerde wird die Abweichung von der subjektiven Erwartung auf die tatsächliche Leistungserfüllung verstanden. Darunter sind alle zum Ausdruck gebrachten Unzufriedenheiten zu verstehen, die Kunden gegenüber dem Unternehmen bzw. Drittinstitutionen wie Medien oder Verbraucherorganisationen mit dem Zweck äußern, auf ein als unangemessen empfundenes Verhalten des Anbieters aufmerksam zu machen, Wiedergutmachung für erlittene Schäden zu erreichen oder eine Änderung des kritisierten Verhaltens zu bewirken.

Zu Beginn der Praktikumstätigkeit wird in einem Bericht die Aussgangssituation beschrieben, in welchem Umfeld sich die Physiotherapiepraxis bewegt und in welchem Umfang bisher ein Beschwerdemanagement betrieben wird. Des Weiteren wird erläutert, welche Rahmenbedingungen dort herrschen, d. h. wie groß der Betrieb ist, in welcher geographischen Lage er sich befindet und wie die personellen Bedingungen dort vorhanden sind.

Dann wird dargestellt, welche konkrete Aufgabenstellung der Autor von den Vorgesetzten bzgl. einer Implementierung eines Beschwerdemanagements bekommen hat.

Es werden Fragebögen erstellt und ausgewertet und eine Empfehlung an die Organisation erarbeitet.

Nach dieser Empfehlung wird dann einen Ausblick für die betreffende Praxis abgeleitet werden und ein Fazit zu dem Praktikum gezogen.

2. Vorstellung der Insitution

Das Cabinet de Kinésithérapie et Ostéopathie J. Robak - G. Micarelli ist eine Physiotherapieeinrichtung im Großherzogtum Luxemburg im Ort Steinsel. Die Gemeinde Steinsel hat ca. 4800 Einwohner und liegt im Kanton Luxemburg. Das Cabinet hat zwölf Mitarbeiter und existiert seit fünf Jahren. Acht Mitarbeiter arbeiten im Bereich der Kinésithérapie (Französiche Bezeichnung für Physiotherapie, im weiteren Verlauf wird der Begriff Physiotherapie verwendet). Zwei Mitarbeiter befinden sich in der Ausbildung und wiederum zwei Mitarbeiter sind als Bürokräfte beschäftigt. Im Kundenstamm der Einrichtung befinden sich 300 Patienten mit verschiedensten Symptomen.

Zum Behandlungsspektrum der Einrichtung gehören folgende Elemente:

– Ostéopathie	- Sportphysiotherapie
– Kinderostéopathie	- Traditionelle chinesische Medizin
– Sportostéopathie	- Brügger Therapie
– Manuelle Therapie	- Elektrotherapie
– Funktionale Bewegungslehre	- Eistherapie
– Krankengymnastik	- Wärmetherapie
– Kinesiotaping	- klassische Massage

Die beiden Eigentümer der Kinésithérapie et Ostéopathie sind Jennifer Robak und Gian Micarelli, die beide über die Ostéopathieweiterbildung verfügen, sodass diese Behandlungsform auch problemlos als Kassenleistung übernommen werden kann.

Des Weiteren verfügt die Praxis über einen eigenen Fitnessraum in dem die
Sportphysiotherapie durchgeführt wird aber auch als Fitnesscenter ohne
Behandlung von Klienten genutzt werden kann.

Die Praxis liegt gut erreichbar im Industriegebiet in Steinsel mit ausreichenden
Parkmöglichkeiten die auch in der Nähe des Praxiseingangs, der auch über eine
Rampe erreicht werden kann gelegen sind. Des Weiteren werden Hausbesuche
insbesondere für Klienten mit Apoplex und Multiple Sklerose angeboten.

3. Ausgangssituation der Praktikumsaufgabe

3.1. Konkretisierung der Praktikumsaufgabe

In der Physiotherapiepraxis Cabinet de Kinésithérapie et Ostéopathie J. Robak -
G. Micarelli wird zwar Kundenfreundlichkeit groß geschrieben aber es gibt
keinerlei Ansätze eines Qualitäts- bzw. Beschwerdemanagements. Es wurde
allerdings festgestellt, dass in den letzten beiden Jahren im Umkreis von zehn
Kilometern drei neue Physiotherapiepraxen eröffnet wurden, darunter auch eine,
die von einem ansässigen Industrieunternehmen gesponsert wird und dadurch im
Bereich Ausstattung der Räume und Geräte einen sehr großen Vorteil hat. Durch
diesen Umstand erfolgte eine Abwanderung von Klienten in der Größenordnung
von 7 %. Dies hat die Leitung meiner Praktikumseinrichtung dazu veranlasst,
darüber nachzudenken, wie sie den bestehenden Kundenstamm besser an die
Einrichtung binden könne und neue Klienten dazu gewänne.

Sich mit den Belangen der Kunden und deren Angehörigen auseinander zu setzen,
kann im Einzelfall dazu führen, dass Kunden in die besagte Einrichtung wechseln,
weil sie in dieser Einrichtung das finden, was in anderen Einrichtungen nicht
angeboten wird. „Kundenorientierung bedeutet, dass ein organisatorischer und
gedanklicher Wechsel von der Funktionsorientierung hin zur Kundenorientierung
in den Einrichtungen realisiert werden soll." [1]

Es wurde festgestellt, dass keine Einrichtung im Umkreis von 20 Kilometern über
ein Beschwerdemanagement verfügt. Somit lag die Überlegung nahe, dies als

---

1 Helga Kirchner: „Beschwerdemanagement im Pflegeteam" Stuttgart Kohlhammer; 2002 S.12.

Alleinstellungsmerkmal gegenüber der Konkurrenz in der Praktikumseinrichtung zu implementieren. In einem Gespräch zwischen mit den beiden Eigentümern der Praxis wurde der Autor beauftragt eine Kundenumfrage durchzuführen.

„Qualität, (…) wird meist an den medizinisch-fachlichen Dingen festgemacht. Die Kundenzufriedenheit ist ein eher untergeordnetes Kriterium. Neue Trends im Qualitätsmanagement, (…) räumen der Kundenbefragung als einem Instrument der Messung der Qualität der Dienstleistung einen hohen Stellenwert ein. Durch eine Befragung wird die Ergebnisqualität ermittelt. Bislang gibt es in der Praxis zwar Anstrengungen, die Strukturen und Prozess der häuslichen Pflege zu optimieren, aber mit den Ergebnissen beschäftigen sich nur wenige. Eine derartige Kundenbefragung kann ein Anfang sein für den Einstieg in ein Qualitätsmanagementsystem, das Ziele formuliert, nicht mit Standards arbeitet, das Qualität ständig verbessert, statt sichert."[2]

Ein Weiteres wichtiges Argument einer Kundenbefragung ist allein der bloße Umstand eines Paradigmenwechsels in der Denkstruktur der sozialen Dienstleister: Weg von dem Begriff des Patienten und hin zum Kunden. Um in einer, von immer größerer Konkurrenz geprägten wirtschaftlichen Sparte überleben zu können, ist es hilfreich, sich an bewährten und betriebswirtschaftlichen Erkenntnissen, die bereits auf große Erfahrungen zum Thema Kundenbindung zurück blicken, zu orientieren. „Der Weg vom Patienten zum Kunden wurde schon oft beschrieben. Und der Kunde taucht in der Wirklichkeit immer öfter auf. Wir müssen uns im eigenen Interesse angewöhnen, auch körperliche und/oder geistig gebrechliche Menschen als in der Regel voll entscheidungsfähig zu betrachten. Nicht zuletzt (…) Studien wie bespielsweise „Die Berliner Altersstudie" weisen auf Mängel unserer bisherigen Versorgungs- und Denkstrukturen hin. „Es gibt große Defizite in der Entwicklung von Chancen für ein subjektiv »produktives« und selbst gesteuertes Alter, über die passiven Rollen als Konsument und als Objekt der Sozialpolitik hinaus"[3]

Es ist zu bedenken, dass eine Kundenbefragung dem Kunden auch deutlich machen kann, dass die Physiotherapiepraxis, die ihn versorgt, stets an der Qualität

---

2 S. von Bandemer : König Kunde kennen lernen. Häusliche Pflege 1/1997.
3 A. Heiber: Den Veränderungen begegnen und die KundInnen ernst nehmen. Häusliche Pflege 1/1997.

arbeitet und an Verbesserungen interessiert ist. Wenn der Kunde seinem Hausarzt rück meldet, in welchem Umfang die Praxis bestrebt ist, Qualität für den Kunden zu sichern und zu verbessern, kann das kann zu einer positiven Mundpropaganda führen

Die Kundenbefragung ist in den Wirtschaftsbereichen von großer Bedeutung, bei denen eine Positionierung nicht beziehungsweise nicht ausschließlich über den Preis erfolgt. Das ist im Gesundheitswesen der Fall, da in dieser Wirtschaftssparte durch die Dreiecksbeziehung von Patient – Krankenkasse – Dienstleister kaum Wettbewerb über den Preis erfolgen kann.

Wichtig war den Eigentümern nicht nur die primären Kunden der Physiotherapiepraxis zu befragen, sondern bei einem bestimmten Personenkreis auch deren Angehörige. Dadurch, dass Beschwerden oft zunächst den Angehörigen vorgetragen werden und diese auch im Rahmen von Hausbesuchen bei den Klienten Kontakt zu den Mitarbeitern der Physiotherapiepraxis haben sollte deren Meinung im Rahmen einer Befragung auch erfasst werden.
„Die Haushalts- und Familienstruktur entscheidet mit darüber, ob ein älterer Mensch im Falle der Hilfe- oder Pflegebedürftigkeit die notwendige Unterstützung erhält. Die Fachkraft (…) ist, wenn die Hilfsbedürftigkeit ein gewisses Ausmaß erreicht hat, auf die Mitwirkung von Familienangehörigen oder Nachbarn angewiesen. (…) Der (…) Einfluss der Familiensituation wird darum deutlich, dass bei zwei Drittel derjenigen Patienten, die verheiratet sind oder zusammen mit einem/mehreren Kind(ern) im Haushalt leben, die Hilfe als ausreichend bewertet wird, während dies nur bei 38 von 100 Alleinlebenden der Fall ist. [4]

Abschließend kann gesagt werden, dass die Eigentümer mit der Methode der Kundenbefragung die Methode gewählt haben, die auch in der Literatur von Führungskräften zur Ermittlung von Kundenbedürfnissen gefordert wird. „ Die oberste Leitung muss sicherstellen, dass die Bedürfnisse und Erwartungen der Kunden ermittelt, in Forderungen umgesetzt und mit dem Ziel der

---

4 F. Brandt; W. Göpfert-Divivier; R. Schweikart: Ambulante Dienst für Pflegebedürftige. Studie im Auftrag des Bundesministeriums für Familie und Senioren. Institut für Sozialforschung und Sozialwirtschaft e. V., Saarbrücken. Band 6.1. Verlag W. Kohlhammer Stuttgart 1992; S. 30.

Kundenzufriedenheit erfüllt werden. Dabei müssen produktbezogenen
Verpflichtungen einschließlich behördlicher und gesetzlicher Forderungen
berücksichtigt werden, die erreichte Kundenzufriedenheit muss gemessen
werden." [5]

3.2 Zielsetzung der Praktikumsaufgabe

Der nächste und methodisch wichtige Schritt, ist die Definition der Ziele der
Kundenbefragung.
Primäres Ziel ist bei Kundenbefragungen ist meist das Erkennen der Kundensicht.
Darüber hinaus sollte man diese Sicht möglichst genau zu analysieren und zu
verstehen.
Im Zuge der Zielsetzung sollte hier bereits eine grobe Eingrenzung der zu
verwendenden Fragen vorgenommen werden.
Nach dem Gespräch mit den Eigentümern wird nun ein Arbeitspapier mit
möglichen Themen der Befragung auf den Weg gebracht werden.
Man sollte allerdings nicht nur diese, eine Zielsetzung verfolgen sondern mit der
Methode der Kundenbefragung noch weitere Ziele verbinden, wie zum Beispiel
die langfristige Kundenbindung, Wünsche der Kunden, Erfolgskontrolle des
Unternehmens und die Qualitätsverbesserung.
Bevor man sich der eigentlichen Befragung widmet sollte, man sich darüber im
klaren sein, was man messen möchte und weshalb man sich für die Methode der
Kundenbefragung entschieden hat.

Diese Methode bietet zwei Vorteile, zum einen erhält der Dienstleister, in diesem
Fall die Physiotherapiepraxis, ein Feedback der Klienten, die behandelt werden
und zum anderen wird die Kundenbindung mit dem Klienten gestärkt. Dies wird
dadurch erreicht, dass dem Kunden durch die Befragung ein Interesse an seiner
Meinung suggeriert wird und zum anderen durch die sachliche und inhaltliche
Auseinandersetzung mit seiner Meinung.
Die konkreten Zielsetzungen der Eigentümer der Physiotherpiepraxis für die

---

5   BDA Bundesvereinigung der deutschen Arbeitgeberverbände (Hrsg.): Leistung und Lohn. Die neue DIN
    ISO 9001: In: Zeitschrift für Arbeitswirtschaft. 2000. Nummer 353/354/355. Berlin 2001; S. 17.

Kundenbefragung waren abschließend:

Wie zufrieden sind die Kunden und ihre Angehörigen mit unserer Leistung?

Womit sind unsere Kunden und deren Angehörige unzufrieden?

Was können wir aus der Sicht der Kunden und ihrer Angehörigen besser machen?

4. Vorgehen bei der Implementierung eines Beschwerdemanagements

4.1. Vorbereitung der Kundenbefragung

Wenn eine Zielsetzung seitens der Auftraggeber erfolgt ist, wird eine Kundenbefragungsskizze erarbeitet werden. Diese enthält Angaben über:

- Zielgruppe
- beabsichtigte Materialbereitstellung
- Hauptthemen der Befragung
- beabsichtigter Personaleinsatz
- zu erwartende Kosten
- beabsichtigter Befragungszeitraum

Zielgruppe:

Die Zielgruppe der Kundenbefragung umfasst 100 Patienten der Physiotherapiepraxis anteilhaft gemessen an der Nachfrage der Therapieangebote. Des Weiteren sollten 30 Fragebögen an Angehörige von Klienten gehen, denen die Mitarbeiter der Praxis Hausbesuche abstatten.

Beabsichtigter Personaleinsatz:

Es ergab sich die Frage, ob die Befragung postalisch oder persönlich durchgeführt wird. Man entschied sich dazu, dass der Verfasser dieses Berichts die Befragung persönlich vornimmt. Mit der Begründen, dass, wenn die Befragung vor Ort unter der Begleitung des Befragers durchgeführt wird, weitestgehend sichergestellt ist, dass der Patient persönlich antwortet und somit die eigene Meinung wieder gibt.

Würden die Fragebogen hingegen nur ausgeteilt und nach Ablauf einer bestimmten Zeitspanne wieder eingesammelt, bestände die Gefahr, dass diese Fragebögen von den Angehörigen oder anderen Personen ausgefüllt würden. Dieser Umstand beinhaltet den Nachteil, dass diese Personen meist eine andere Sichtweise über die Qualität der Therapie haben als der Klient selbst. Des Weiteren würde diesem Problem im konkreten Fall damit begegnet, dass auch die Angehörigen einen eigenen Fragebogen erhielten, auf dem sie ihre Sichtweise ausreichend darlegen könnten.

Zu dem wird dem Verfasser bei der Auswertung der Fragebögen für zwei Stunden von den beiden Auszubildenden geholfen indem diese, dem Verfasser helfen, die Zahlen zusammen zu tragen.

Zu erwartende Kosten:

Da die Befragung nicht postalisch durchgeführt wird und somit der große Betrag des Portos nicht zu entrichten kommen nur folgende Beträge zum Tragen:

- Fahrtkosten für die Fahrt zu den Klienten

- Kosten für Papier

- Kosten für Druckerpatronen

- kalkulative Kosten für die Bereitstellung der beiden Auszubildenden für zwei Stunden

Die Kalkulation wurde so bewertet, dass für die Befragung mit einem Betrag von 300,00 € gerechnet wurde.

Beabsichtigter Befragungszeitraum:

Die Befragung startet am 1.2.14 und endet am 25.2.14. Somit wurden dem Verfasser 17 Tage eingeräumt, die 100 Klienten und die 30 Angehörigen zu befragen. Da schon vorher mit den jeweiligen Patienten und Angehörigen Termine vereinbart wurden gestaltete sich dies, bis auf Termine mit zwei Angehörigen als unproblematisch.

Hauptthemen der Befragung:

Die Hauptthemen der Befragung waren wie bereits im Text beschrieben: Kundenzufriedenheit, Zufriedenheit der Angehörigen und Verbesserungsvorschläge seitens der Kunden und Angehörigen. Wichtig war, dass der Zeitrahmen der Befragung nach Möglichkeit die Dauer von 20 Minuten nicht übersteigen sollte. „Die Befragten müssen Zeit und Konzentration für die Beantwortung der Fragen aufbringen. Fehlt ihnen dazu die Motivation, leidet die Qualität der Antworten darunter." [6]

Beabsichtigte Materialbereitstellung:

Bei Materialeinsatz kamen zum Einsatz:

- PC

- Papier

- diverser Bürobedarf (Stifte, Heftklammern, etc.)

- Drucker

- Fahrzeug

Dem Verfasser wurde für die Zeit des Praktikums ein PC- Arbeitsplatz zur Verfügung gestellt, womit es ihm bei deren Ausarbeitung des Fragebogens und die Auswertung dessen an technischen Möglichkeiten zur Umsetzung der Anforderungen an nichts fehlte.

Bevor allerdings die Umfrage operativ durchgeführt wurde, war es den Eigentümern und dem Verfasser wichtig, eine Patienteninformation über die Befragung durchzuführen. Je ausführlicher der Patient bzw. die Angehörigen über den Inhalt der Befragung informiert werden, desto eher ist mit einer positiven Grundeinstellung gegenüber dieser Befragung zu rechnen. Daher sollte man die Patienteninformation grundsätzlich im Vorfeld schriftlich vornehmen, dies kann aber zusätzlich auch durch eine mündliche Vorabinformation ergänzt werden. Hierbei ist es von Vorteil, wenn die Patienteninformationen eine Woche vor der Befragung erfolgen. Es sollten bei der Ankündigung die Themen, der Teilnehmerkreis und die Ziele der Befragung deutlich werden und dem

---

6   M. Barth: Qualitätsentwicklung und -sicherung in der Altenpflege. 2. Auflage. Urban und Fischer Verlag München, Jena; 2002; S.180.

Teilnehmerkreis auch erkennbar gemacht werden, wann mit einer Auswertung der Befragung zu rechnen ist und inwiefern und in welcher Form sie darüber informiert werden. Weiterhin sollte in der Patienteninformation ein Ansprechpartner für etwaige Fragen genannt werden.

Ein sehr wichtiger Punkt bei Befragungen ist der der Anonymität. Den Befragten sollte eine eindeutige Kenntnis darüber möglich sein, wie mit ihren Daten umgegangen wird. Am besten erfolgt dies mit Zugabe der Telefonnummer um bei aufkommenden Fragen den Befragten eventuelle Unsicherheiten zu nehmen. Die befragten Kunden sollten sich bei der Umfrage ein genaues Bild darüber gemacht haben können, mit was sie als Teilnehmer zu rechnen haben.
Es sollten zunächst Teilnehmerkreis sowie der Umfang, Ablauf und Inhalt des Fragebogens genau festgelegt werden. Des Weiteren muss die Methodik des Fragebogens ermittelt werden beziehungsweise kann auch festgelegt werden, ob man sich auf eine Methode festlegt oder verschiedene Methoden verwendet, wie eine zum Beispiel eine Mischung aus geschlossenen und offenen Fragen, so wie auch einen Anteil an Multiple Choice Fragen.

Zunächst werden die genannten Kriterien des Fragebogens einzeln behandelt:

Umfang:
Der Umfang ist den Zielen geschuldet, die man erreichen möchte. Wenn es nun die Intention des Auftraggebers ist ein generelles und umfassendes Bild der Kunden über die Institution zu erhalten, ist es nötig, mehr Fragen zu stellen als wenn nur ein kleiner Teilbereich des Angebots des Auftraggebers erfasst werden soll. Aus der Literatur hat sich allerdings die Meinung erhärtet, die Fragebögen möglichst kurz zu gestalten weil
a) mit einer höheren Rücklaufquote zu rechnen ist und
b) die Akzeptanz der Kunden erhöht war.

Inhalte:
Diese leiten sich im Wesentlichen von den Zielen der Kundenbefragung ab. Des

Weiteren gibt es Inhalte, die in einem Fragebogen grundsätzlich einfließen sollten, diese, die von dem jeweiligen Gebiet der Dienstleistung abhängen und solche, die nicht in den Fragebögen mit einfließen sollten.

Zu den Themengebieten der Kundenbefragung eignete sich folgende Auswahl:

- Fragen zur Außendarstellung der Praxis
- Fragen zur Behandlung
- Fragen zur Kundenzufriedenheit

Methode:

Hier kann zwischen einer Befragung in Papierform und einer Onlinebefragung unterschieden werden. Die Onlinebefragung hat den Vorteil, dass Porto und Versand gespart wird. Allerdings ist bei dieser Methode auch der Nachteil zu nennen, dass nicht immer gewährleistet ist, ob die betreffenden Kunden über die technischen Möglichkeiten und das Know-how verfügen den Fragebogen zu bearbeiten. Deshalb hat man sich in dem konkreten Fall dazu entschlossen, den Fragebogen persönlich den Kunden zu übergeben und ihnen bei dem Ausfüllen auf Wunsch zu helfen.

Wenn diese Themen alle geklärt sind kann zur konkreten Ausgestaltung des Fragebogens gegangen werden.

Weiterhin ist es notwendig, bei der konkreten Fragestellung auf folgende Punkte zu achten:

- Es sollte versucht werden, eine einfach Formulierung zu finden
- Die Formulierung sollte klar und kurz sein
- Es sollte vermieden werden, Fremdwörter zu benutzen, da dies gerade im medizinischen Bereich für Irritationen sorgen kann
- Es sollte sich immer nur auf einen Sachverhalt konzentriert werden und nicht zwei Fragen gleichzeitig gestellt werden
- Es sollten Suggestivfragen vermieden werden
- Es sollten keine doppelten Verneinungen benutzt werden.
- Begriffe wie „meistens", „immer" oder „nie" sollten vermieden werden, sowie alle anderen absoluten Begriffe

Die genaue Formulierung der Frage ist von besonderer Wichtigkeit. Es ist hier auch wieder wichtig sich über die Ziele, die die Kundenbefragung verfolgt, genau bewusst zu sein.

Da die Fragebogen persönlich verteilt werden, empfiehlt sich den Befragten Hilfe beim Ausfüllen anzubieten, es aber den Befragten dann aber selbst zu überlassen, ob sie diese Hilfe annehmen möchten. Auf eine ausführliche Aufklärung des Befragten beim Verteilen des Fragebogens sollte man auch nicht verzichten, da hierin einer der Hauptvorteile der persönlichen Verteilung liegt.

4.2 Durchführung der Kundenbefragung

Nun folgt die operative Ausarbeitung eines Fragebogens. Die geplante Kundenbefragung wurde als schriftliche Befragung konzipiert, die anhand eines standardisierten Fragebogens durchgeführt wird.

Der genaue Personenkreis wurde von den Eigentümern ermittelt und zur Befragung vorgelegt. Es wurde versucht zu gleichen Anteilen Kunden auszuwählen, die zu Hause versorgt werden oder zur Therapie die Praxis aufsuchen. Das gleiche Verfahren wurde bei der Auswahl der Angehörigen, die befragt werden sollten angewandt. Die Teilnahme der Befragung war selbstverständlich auf freiwilliger Basis.

Die Befragung wurde dann im von den Eigentümern vorgegebenen Zeitraum vom Autor durchgeführt. Beim Vorgehen der Befragung wurde jeder Kunde und Angehörige nochmals vom Autor aufgeklärt und ihnen wurde Mithilfe angeboten. Diese Hilfe wurde in den meisten Fällen angenommen. In drei Fällen wurde die Befragung abgelehnt. In einem Fall von einem Angehörigen, der mit der Befragung nichts zu tun haben wollte. Die beiden weiteren Kunden wollten, da die Befragung in Luxemburg durchführt wurde und der Autor deutscher Staatsangehöriger ist, nach dem Hinweis auf diesen Umstand abgelehnt. Diese Argumentation wurde den beiden Eigentümern gemeldet und erfragt, ob ein luxemburger Mitarbeiter die Befragung durchführen sollte verneint.

Somit konnten von 130 Befragungen 127 durchgeführt werden.

Bei der ersten Frage nach dem fest zugeteilten Physiotherapeuten gaben 27% der Befragten an, dass sie wüssten, wer ihr fest zugeteilter Physiotherapeut ist. Mit Nein antworteten 49% der Befragten, addiert mit den 20% der Befragten, die keine Kenntnis darüber haben ob sie überhaupt einen fest zugeteilten Physiotherapeuten hätten und den 4%, die keinerlei Angaben zu dieser Frage machen, ergibt sich in Summe, dass 73% keine Kenntnis darüber haben, ob und wenn ja, welchen Physiotherapeuten ihnen abgestellt ist. Dieses Ergebnis ist sicherlich noch nachbesserungswürdig.

Bei der nächsten Frage, nämlich der, ob sich das Personal vor Eintritt bemerkbar macht ergab sich folgendes Ergebnis: 74% mit ja beantwortet, 6% antworteten mit nein, 19% mit manchmal und wiederum 10% machten keine Angaben zu dieser Frage. Bei drei Kunden ist im Team bekannt, dass diese nicht möchten das geklingelt wird. Es ist sehr gut möglich und auch im Team bekannt, dass einige Kunden schlecht hören. Dies ist ein Erklärungsansatz, der die 20% der Antworten, die mit manchmal bzw. k.A. geantwortet haben erklären.

Bei der zweiten Frage, der nach der Begrüßung mit Namen gaben 58% der Befragten an, dass sie mit Namen begrüßt werden. 25% antworteten mit nein, selten antworteten 4%, nie 10% und keine Angaben machten dazu 3%. Dadurch, dass einige Kunden schon seit mehreren Jahren in Behandlung sind, ist ein gewisser Bekanntheitsgrad entstanden, sodass eine Anrede mit Namen nicht mehr üblich ist. Des Weiteren gibt es Kunden mit zerebralen Störungen, die diese Frage schlecht einschätzen können.

Generell ist dieses Ergebnis noch zu verbessern, da es für jeden Kunden eine Sache der Höflichkeit ist, mit Namen angesprochen zu werden. Gleichzeitig empfiehlt sich dieses Vorgehen aus psychologischer so wie aus pädagogischer Sicht.

Bei der vierten Frage, die bezüglich der Information über die bevorstehenden Behandlungsschritte, antworteten lediglich 46% der Befragten mit ja. 18% gaben an meistens darüber informiert zu werden, 10% selten, 10% nie und keine Angaben dazu machten 3%. Der kumulierte Wert von 28%, die selten oder nie über die bevorstehenden Behandlungsschritte informiert werden und somit über ¼ der Kunden ausmacht, handelt es sich um einen Wert, der bei bevorstehenden Verbesserungsmaßnahmen in den Fokus gestellt werden muss, selbst wenn man argumentieren kann, dass es sich bei bestimmten Behandlungen um Entspannungsmaßnahmen handelt, bei denen Stille erwünscht ist.

Zu Frage fünf, nämlich die der individuellen Bedürfnisse, geben 43% an, immer und 31% meistens ihren Wünschen entsprechend behandelt zu werden. Dass selten auf die individuellen Bedürfnisse eingegangen wird sagen 15%, 5% sagen, dass nie darauf eingegangen wird und 6% machten hierzu keine Angaben. Der Gesamtwert, der noch als positiv zu wertenden Antworten, nämlich 74% ist ein guter Wert, denn der Praxis ist es aus verschiedenen Gründen meist nicht möglich, auf die einzelnen Wünsche einzugehen.

Bei Frage sechs, in der es um Kritikäußerungen und den Umgang geht, antworteten 48% dass diese immer ernst genommen wird. 20% sagten aus, dass diese meistens ernst genommen wird, 18% selten, 6% nie und 8% machten dazu keine Angaben. Der kumulierte Wert von 24%, die selten beziehungsweise nie angaben, dass ihre Kritik ernst genommen wird, ist zu sagen, dass Kritik zwar immer möglich ist aber nicht mit der schlussendlichen Umsetzung gleichzusetzen ist.

Frage sieben, bezüglich der Umstellung des Verhaltens nach einer Kritik, gaben 35% an, dass immer das Verhalten umgestellt wurde und 18% gaben an, dass das Verhalten meistens umgestellt wurde. Zusammengenommen ergibt dies einen positiven Wert von 53% und stützt die These, dass Kritik möglich ist. Oft lässt sich diese aber nicht 1:1 umsetzen. Gerade wenn es um interne Abläufe geht. 24% gaben an, selten mit einer Verhaltensänderung konfrontiert zu werden, 8% selten und 15% machten hierzu keine Angaben.

Stellt man nun diese beiden letzten Fragen mit der nächsten Frage, nämlich der, ob die Kunden mit der Leistung des Personals zufrieden sind, gegenüber, so sind die 62%, die immer mit der Leistung zufrieden sind und die 18%, die meistens damit zufrieden sind, ein respektabler Wert und zeigt, dass das Personal offensichtlich nach anfänglicher Kritikaufnahme immer bereit sein muss Lösungsvorschläge anzubieten, wenn der direkte Wunsch der Klienten nun nicht

1:1 umsetzbar ist. In der vorgestellten Frage gaben weiterhin 10% an, selten mit der Leistung zufrieden zu sein, 3% nie und 7% machten hierzu keine Angaben.

Bei Frage neun, bezüglich fester Besuchszeiten bei den Kunden, die von Hausbesuchen betroffen sind, ergab sich, dass nur 37% angaben, dass feste Besuchszeiten ausgemacht sind. Dieser Wert ist, obwohl bekannt ist, dass durch Verkehr und verschiedenen anderen nicht absehbaren Vorkommnissen, zu niedrig. 44% antworteten hier mit nein, 13% mit selten und 6% machten dazu keine Angaben.

19% der Befragten gaben auf die Frage danach, ob sich das Personal an die vereinbarten Besuchszeiten halten würde, an, dass es sich immer daran halten würde, 47% meistens. Dies ergibt einen Gesamtwert von 66%. Dem steht gegenüber, dass 10% selten und 15% mit nie geantwortet haben. 9% machten hierzu keine Angaben. Die 10% bzw. 15% sind ein Wert der noch verbesserungswürdig ist. Es sollten eventuell Zeitfenster eingeräumt werden mit plus/minus 15 Minuten. Wenn dieses nicht eingehalten werden kann, sollte aus Respekt vor dem Tagesablauf der Kunden jener angerufen werden, um ihn über eine weiter Verspätung zu informieren oder einen neuen Termin mit ihm ausmachen.

Bei der nächsten Frage, die die Wünsche der Termingestaltung behandelt, lässt sich im Gegensatz zu den beiden vorherigen Fragen erkennen, dass die Termingestaltung bei den Kunden eine hohe Priorität in der Praxis hat. 40% gaben an, dass die Wünsche immer berücksichtigt werden, 31% gaben an, dass dies meistens erfolgt, 9% selten, 10% nie und 10% machten dazu keine Angaben. Der positive Gesamtwert beträgt 71%, was ein gutes Ergebnis darstellt. Eventuell stellen die kumulierten negativen Werte von 19% auch noch Potential zur Verbesserung dar.

Frage zwölf, die die Zeit behandelt, die das Personal sich nach Aussage der Kunde für sie lässt, geben 39% an, dass dies immer zur vollsten Zufriedenheit der Fall ist. 33% gaben meistens an, 8% selten, 11% nie und 9% machten dazu keine Angaben. Bei dieser Frage sollte berücksichtig werden, dass das subjektive Gefühl der Kunden bezüglich der Zeit, die sich für sie genommen wird, ein anderes ist als das des professionellen Personals. Es sollte jedoch stets das

Bewusstsein herrschen, dass es sich hier um eine soziale Dienstleistung handelt und die Abläufe nicht mit einem Produktionsprozess maschinellen Fertigung handelt.

Bei der 13. Frage, die das Gefühl der Kommunikation mit den Kunden behandelt, gaben 17% der Befragten dies als zuvorkommend an. 64% sagten aus es sei freundlich, 1% tolerant, 3% gaben an die Kommunikation stelle sich genervt dar, 6% gaben an es sei unfreundlich, 1% gaben es gar als grob an. 8% der Befragten machten hierzu keine Angabe. Der Anteil der Kunden, die die Kommunikation als genervt bis grob angaben kann man als normale Spannbreite ansehen.

Wenn das Personal unter enormen Zeitdruck steht, wie es im Gesundheitsbereich oft der Fall ist, kann eine Äußerung von Kunden, die vielleicht gerade ein psychologisches Tief haben, eine an sich freundliche Anmerkung als unfreundlich aufgefasst werden. Darauf ist zu achten. Dennoch kann dies als gutes Ergebnis angesehen werden.

Frage 14, die die Höflichkeit des Personals aus Kundensicht behandelt, gaben 68% an, dass dies immer der Fall sei. Meistens der Fall ist dies laut 24% der Befragten, wohingegen selten 4%, nie 2% angaben. Keine Angaben hierzu machten 2% der Befragten.

Zum äußeren Auftreten des Personals machten 7 % keine Angaben und 3% der Befragten empfanden es als ungepflegt. 10% gaben an, dass es teilweise ungepflegt sei und 80% beschrieben es als gepflegt. Hier muss man beachten, dass es viele Klienten gibt, die jenseits der 1940er Jahre geboren sind und die subjektiven Geschmäcker des Erscheinungsbilds standardmäßig auseinander gehen. Es ist allgemeinhin bekannt, dass diverse Modetrends nicht jeden Geschmack treffen somit, können die Werte des teilweisen ungepflegten und ungepflegten Auftreten noch in dem Bereich der Toleranz eingeordnet werden.

Frage 16 behandelt das Gefühl der Kunden, ob sie sich vom Personal gut versorgt fühlen. Hier gaben 36% an, dass sie sich sehr gut versorgt fühlen. Gut versorgt fühlen sich 39%. und befriedigend 9%. Bereits Mängel in der Versorgung beanstandeten 7% der Befragten, indem sie dem Personal nur eine ausreichende Versorgung bescheinigten und mangelhaft war sie für 1%. Keine Angaben zu dieser Frage machten 9% der Befragten. Alles in allem gut versorgt fühlten sich somit 90% der Befragten, was als guter Wert angesehen werden kann.

Zum Thema der Information über den Therapievertrag gaben 30% an, überhaupt keinen Vertrag zu haben. Dieser Wert kann entweder damit erklärt werden, dass die Angehörigen diesen für die Kunden abgeschlossen haben oder mit einer Demenz von einigen Befragten. Dass der Vertrag sehr genau besprochen wurde, gaben 26% an, teilweise gaben 9% an und überhaupt nicht 22%. Dieses Ergebnis muss mit der Leitung der Einrichtung nochmals durchgesprochen werden, da hier anhand der hohen Prozentzahlen bei überhaupt nicht noch Verbesserungspotential besteht.

Frage 18 beschäftigt sich mit der Aushändigung eines Durchschlags des Therapievertrags. Hier gaben nur 18% an, dass sie eine Durchschrift ausgehändigt bekamen. Dies ist im Hinblick auf das Luxemburger Qualitätssicherungsgesetz ein nicht ausreichender Wert. Um die Transparenz gegenüber dem Kunden und den Angehörigen zu zeigen, muss hier verstärkt Wert darauf gelegt werden. Nein bekundeten 37% der Befragten.

Bei der Frage: „Würden sie die Physiotherapiepraxis weiter empfehlen?" sagten 75% aus, dass sie dies tun würden. Dies kann zunächst als ein hervorragendes Ergebnis dargestellt werden. Nein sagten 8% und weiß nicht 10%. Bei den Antworten mit nein ist zu sagen, dass es auch hier Kunden gibt, die als „Springer" viele Anbieter durchlaufen und meist mit zahlreichen Sonderwünschen zum Anbieter kommen. Die Sonderwünsche können meist nicht zur Gänze erfüllt werden, gerade weil es sich meist um zeitintensive Extrabehandlungen handelt, die der Anbieter aus Kosten- und Zeitgründen nicht leisten kann. Diese Kunden gibt es in so ziemlich jedem Bereich der Wirtschaft und dies kann dem Anbieter nicht unbedingt zum Nachteil ausgelegt werden, dass diese Wünsche nicht immer befriedigt werden können. Meist sind diese Kunden auch zu keinerlei Toleranz bereit und haben meist falsche Vorstellungen, was ein sozialer Dienstleister leisten kann und soll, was somit die 8% als durchaus annehmbares Ergebnis erscheinen lässt. Skeptisch zu sehen sind die 10 % die mit weiß ich nicht geantwortet haben. Dies lässt Vermuten, dass hier noch Klärungsbedarf besteht und intensiv nachgeforscht werden sollte, wodurch sich dieser Wert der indifferenten Positionierung zur Zufriedenheit ergibt.

Bei der abschließenden Gesamtbeurteilung und der letzten Frage der Kundenbefragung, gaben die Note sehr gut 36% und gut 42%. Befriedigend gaben 5% an und 12% ausreichend. Somit ergibt sich hier ein Gesamtwert von 95% einer weitestgehend ausreichenden Zufriedenheit mit der Praxis und deren Leistung. 3% gaben den Wert mangelhaft an und 2% machten hierzu keine Angaben.

<u>Empfehlung an die Organisation</u>

Um eine Anpassung im Sinne der Kunden zu vollziehen, empfiehlt es sich, in regelmäßigen Abständen Kundenbefragungen durchzuführen. Dies kann entweder dadurch erfolgen, dass in kurzen Abständen von drei Monaten kleine Fragebogen verteilt werden oder in einem Zeitraum von ein bis zwei Jahren, am besten zu einem festen Zeitpunkt, ein Fragebogen mit dem Umfang des hier behandelten zu den Kunden gelangt.

Ein weiterer Vorteil einer regelmäßigen Kundenbefragung ist das Erkennen von Marktströmungen, denen die Praxis bei rechtzeitigem erkennen flexibel und schnell entgegen treten kann.

Der Angehörige von heute wird der eventuell der qualitätsbewusste Kunde von morgen. Hier ist es deshalb wichtig, auch den Angehörigen ein positives Bild der Praxis zu vermitteln. Deshalb könnte einmal in der Woche eine Angehörigensprechstunde eingerichtet werden. Der Autor empfiehlt der Praxis einen Beschwerdebriefkasten, der in einer gut zu findenden Position in der Praxis, aber nicht direkt im Blickfeld der Empfangsmitarbeiter angebracht werden sollte. Die Hemmschwelle diesen zu benutzen kann damit verringert werden.

Hinsichtlich einer Implementierung eines Beschwerdemanagements empfiehlt sich eine systematische Analyse der Kritik um die typische Auslöser einer Beschwerde zu untersuchen. Konkret geht es dabei nicht nur die eindimensionale „Wenn-Dann" Beziehung zwischen Auslöser und Problem zu erforschen, sondern den Kontext des aufgetretenen Problems zu sehen. Oft sind nämlich nicht der Kunde und der Therapeut das Konfliktpotential, sondern interne Handlungsabläufe oder Prozesse, die an ihrem Schnittstellen noch nicht einwandfrei ineinander greifen. Die systemische Beschwerdebearbeitung fördert das Mitdenken der Beteiligten in allen beschriebenen Beschwerdeprozessen. Da bei der systemischen Intervention zirkuläre Fragen eingesetzt werden um bestimmte Strukturen, Beziehungen und Handlungsmuster zu verdeutlichen, erfolgen hier exemplarisch fünf Kategorien von Fragen:

Diese zirkulären Fragen können Bewegung in das starre Muster bringen und zweigen oft Beziehungen zwischen den Personen auf.

Eine weitere Empfehlung für die Physiotherapiepraxis ist ein Sprachtraining. Bei der Analyse von Beschwerdesituationen werden immer wieder typische Argumente von Kunden, Angehörigen genannt, die gebraucht werden. Durch ein Training der Sprachflexibilität wird im Rahmen eines Beschwerde- oder Fehlermanagements die Informationsaufnahme und die Integration von neuen Kommunikationsstrategien aufgebaut. Aktives und kompetentes Eingehen auf die Befürchtungen und Sorgen der Kunden und die unausgesprochenen Motive hilft beiden Parteien, die Behandlung besser anzupassen. Aus oftmals vorkommenden Verteidigungskommunikationen werden so aktive Gespräche.
Als Beispiel für eine solche Kommunikationsstrategie dient folgende Tabelle: siehe Anhang

<u>Fazit:</u>
Die Kundenumfrage und die Vorbereitungen dazu gestalteten sich als äußerst angenehm. Die Kunden waren bis auf wenige Ausnahmen dazu bereit, an dieser teilzunehmen und die Motivation der Angehörigen war auch bei nahezu 100%. Die Befragten waren sehr motiviert und hatten auch die Ernsthaftigkeit, die Fragen mit Sorgfalt zu bearbeiten. Bei der Befragung selbst kam durchweg positive Resonanz bezüglich dieses Vorgehens. Ein Kunde sagte wörtlich. „Dies ist das erste Mal, dass sich mal jemand für meine Seite interessiert!". Das Team in der Physiotherpiepraxis war sehr angetan von der Idee und gab bei jeder Gelegenheit Hilfestellung und Tipps, gerade, wenn es um den Umgang mit Kunden ging. Es gab während der Erarbeitung keinerlei Probleme, weder mit Mitarbeitern noch mit den Eigentümern. Die Tätigkeit in der Einrichtung war eine

wertvolle Erfahrung, die Planung und Durchführung eines Projekts zu erlernen.

<u>Ausblick:</u>

Das Personal und die Methoden der Mitarbeiter erwiesen sich als sehr fortschrittlich und kundenorientiert was sich zum größten Teil in der Kundenbefragung bestätigt hat. Das Thema Therapievertrag muss noch forciert werden, da bei der Befragung dort erheblich Lücken bei der Information zu Tage gebracht wurden. Hier empfiehlt es sich, mehr Zeit für die Klienten und deren Angehörige bereit zu stellen und ggf. ein Informationsblatt zusätzlich zum Vertrag auszulegen und bei Vertragsabschluss den Kunden mit zu geben.
Beim Thema Besuchszeiten ist auch noch Verbesserungsbedarf festgestellt worden. Hier empfiehlt der Autor wie beschrieben Zeitfenster einzuhalten um die Kunden nicht zu verärgern.
Wenn das Personal und die Eigentümer an einem Strang ziehen, die vorgeschlagenen Verbesserungsvorschläge einhalten und die Ergebnisse der Kundenumfrage ernst nehmen, dann muss die Praxis den Vergleich mit den Konkurrenz nicht scheuen. Es hat sich herausgestellt, dass keiner der Konkurrenten ein ähnliches Vorgehen bezüglich eines Beschwerdemangements im Hinblick auf die Kundenbindung bereits implementiert hat. Durch Mundpropaganda im besagten ländlichen Raum konnten auch bereits einige neue Kunden hinzu gewonnen werden, die durch Angehörige darauf aufmerksam gemacht wurden, welchen Aufwand die Praxis betreibt, um die Wünsche und Kritiken der Kunden ernst zu nehmen.
Man kann sicher sein, dass diese moderne Praxis, die im Moment ein Vorreiter bezüglich Kundenbindung in dem Bezirk Steinsel ist, auch weiterhin großen Wert auf die Kundenfreundlichkeit legt und hierbei am Zahn der Zeit bleiben wird.

BDA Bundesvereinigung der deutschen Arbeitgeberverbände (2001): Leistung und Lohn. Berlin 2001

von Bandemer, S.(1997): König Kunde kennenlernen. Ergebnisse einer anonymen Befragung von 271 KundInnen ambulanter Pflegedienst in Gelsenkirchen. In: Häusliche Pflege

Barth ,M. (2002):Qualitätsentwicklung und -sicherung in der Altenpflege Jene: Urban und Fischer Verlag

Brandt, F.; Göpfert-Divivier, W.;Schweikart, R. (Hrsg.) (1992): Ambulante Dienst für Pflegebedürftige. Studie im Auftrag des Bundesministeriums für Familie und Senioren. Institut für Sozialforschung und Sozialwirtschaft e. V., Saarbrücken. Band 6.1. Stuttgart Verlag W. Kohlhammer

Heiber, A. (1997): Den Veränderungen begegnen und die KundInnen ernst nehmen. In: Häusliche Pflege

Kirchner, H.(2002): „Beschwerdemanagement im Pflegeteam" Kohlhammer; Stuttgart

Fragebogen

1. Haben Sie einen Physiotherapeuten der sich fest um sie kümmert?

   Ja ☐   Nein ☐   nicht bekannt ☐   .k.A ☐

2. Klingelt das Personal bevor es Ihre Wohnung betritt?

   Ja ☐   Nein ☐   manchmal ☐   .k.A ☐

3. Begrüßt man sie mit Ihrem Namen?

   Ja ☐   Nein ☐   selten ☐   nie ☐   .k.A ☐

4. Inwieweit werden Sie vom Personal über bevorstehende

   Behandlungsschritte informiert?

   Immer ☐   Meistens ☐   selten ☐   nie ☐   .k.A ☐

5. Geht das Personal auf Ihre individuellen Bedürfnisse ein?

   Immer ☐   Meistens ☐   selten ☐   nie ☐   .k.A ☐

6. Wenn Sie Kritik äußern, wird diese vom Personal ernst genommen?

   Immer ☐   Meistens ☐   selten ☐   nie ☐   .k.A ☐

7. Hat das Personal sein Handeln ihrer Kritik entsprechend umgestellt?

   Immer ☐   Meistens ☐   selten ☐   nie ☐   .k.A ☐

8. Waren Sie danach mit der Leistung des Personals zufrieden?

   Immer ☐   Meistens ☐   selten ☐   nie ☐   .k.A ☐

9. Sind mit Ihnen feste Besuchszeiten vereinbart?

   Immer ☐   Meistens ☐   teilweise ☐   .k.A ☐

10. Hält das Personal sich an die vereinbarten Zeiten?

    Immer ☐   Meistens ☐   selten ☐   nie ☐   .k.A ☐

11.   Wurden Ihre Wünsche bei der Termingestaltung berücksichtigt?

Immer ☐   Meistens ☐   selten ☐   nie ☐   .k.A ☐

12.   Lässt sich das Personal Ihrer Meinung nach genug Zeit für Sie?

Immer ☐   Meistens ☐   selten ☐   nie ☐   .k.A ☐

13.   Wie ist die Kommunikation mit Ihnen?

Zuvorkommend ☐   freundlich ☐   tolerant ☐   genervt ☐

unfreundlich ☐   grob ☐   .k.A ☐

14.   Verhält sich das Personal zu Ihnen höflich und korrekt?

Immer ☐   meistens ☐   selten ☐   nie ☐   .k.A ☐

15.   Wie ist das äußere Auftreten des Personals?

Gepflegt ☐   teilweise gepflegt ☐   ungepflegt ☐   .k.A ☐

16.   Wie fühlen Sie sich versorgt?

Sehr gut ☐   gut ☐   befriedigend ☐   ausreichend ☐

mangelhaft ☐   .k.A ☐

17.   Wurde der abgeschlossene Therapievertrag mit Ihnen

durchgesprochen?

Keinen Vertrag ☐   überhaupt nicht ☐   ja, teilweise ☐   Ja,

sehr ausführlich ☐   .k.A ☐

18.   Hat man Ihnen eine Durchschrift des mit Ihnen abgeschlossenen

Therapievertrages   ausgehändigt?

Ja ☐   Nein ☐   ich habe keinen Vertrag ☐   .k.A ☐

19.   Würden Sie diese Physiotherapiepraxis weiter empfehlen?

Ja ☐   Nein ☐   weiß nicht ☐   .k.A ☐

20.   Bitte geben Sie abschließend eine Gesamtbeurteilung

sehr gut ☐   gut ☐   befriedigend ☐   ausreichend ☐

mangelhaft ☐   .k.A ☐

Gibt es etwas was Ihnen besonders am Herzen liegt?

____

____

____

____

Vielen Dank für Ihre Mitarbeit

Beispiele	Indirekte Botschaften	Positive Sprachbeispiele
Selbstverständlich	Oft passiert es Mitarbeitern, dass sie mit der Floskel „selbstverständlich" antworten	Lassen Sie dieses überflüssige Wort weg. Wir sagen damit nicht anderes als „die Dinge sind selbstverständlich" Sie sind mit und ohne das Wert eben selbst-verständlich
Ja, gleich...	Sie versorgen Ihren Patienten, während eine Angehörige etwas von Ihnen möchte. Sie antworten: „Ja, gleich!" Indirekt heißt das: Sie stören mich bei der Versorgung des Patienten, wenn ich zeit habe, werde ich mich mit Ihrem Wunsch befassen! Es gibt häufig Situationen, iin denen Dienstleistungen nicht sofort erbracht werden	Kurze aktive Formulierungen sind angenehmer und drücken mehr Wertschätzung aus: Ja, gerne. Oder: Ja, für Sie gerne. Sie bringen damit zum Ausdruck, dass Sie gerne eine Dienstleistung für einen Menschen erbringen. Es ist keine Belastung und keine Routine, sonder speziell in dieser Situation für diesen Menschen.

	können. Wie viel angenehmer ist eine Antwort wie: „Ja, gerne".	
Eigentlich	Wer eigentlich sagt, relativiert damit seine Aussage. „Eigentlich" schwächt das, was nach dem Wort kommt deutlich ab.	Lassen Sie dieses überflüssige Wort „eigentlich" weg. Ihre Aussagen sind dann konkret und ehrlich.

Fragen nach Rangfolgen	Welche Beschwerden verstärken die psychischen Belastungen bei Patienten, Bewohnern, Mitarbeitern, Angehörigen oder anderen beteiligten Personen?
Fragen nach vorher/nachher	Was waren die Vorteile der Funktionspflege im Vergleich zur heutigen Beziehungspflege?
Fragen nach Unterschieden der Bewertung durch Subgruppen	Wie würden die Führungskräfte (Mitarbeiter, Patienten, Angehörige, Verwaltung, Ärzte usw.) die Kundenzufriedenheit in einem Bild darstellen?
Fragen nach Alternativen	Was würde sich verändern, wenn Frau Meyer die Leitung übernehmen würde?
Fragen nach Erfolg oder Misserfolg	Was müssten Sie denn tun, damit die Leitung die Beschwerden nicht erfährt?

[7]

---

[7] Helga Kirchner: „Beschwerdemanagement im Pflegeteam" Stuttgart Kohlhammer; 2002 S.12.